# DE LA VALEUR ET DES INDICATIONS

# DE LA RUPTURE DES ANKYLOSES

# DE LA VALEUR

## ET DES INDICATIONS

### DE LA

# RUPTURE DES ANKYLOSES

## ET DU RÉTABLISSEMENT CONSÉCUTIF DES MOUVEMENTS

PAR

### LE D<sup>r</sup> PHILIPEAUX

Membre titulaire de la Société impériale de médecine,
Correspondant national de la Société de chirurgie,
Lauréat de l'Institut impérial de France, de l'Académie impériale de médecine de Paris,
de la Société des sciences médicales et naturelles de Bruxelles,
Ancien aide d'anatomie à la Faculté de médecine de Montpellier,
Ancien chirurgien interne des hôpitaux de Lyon,
Ancien chef de clinique chirurgicale
(service du professeur Bonnet),
Membre correspondant de la Société impériale de médecine de Montpellier,
de la Société médico-chirurgicale de la même ville,
de la Société de médecine de Chambéry,
etc., etc.

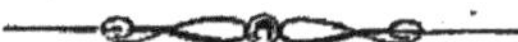

*(Mémoire lu au Congrès médical de Lyon.)*

LYON

IMPRIMERIE D'AIMÉ VINGTRINIER

RUE DE LA BELLE-CORDIÈRE, 14

—

1865

# DE LA RUPTURE DES ANKYLOSES

Depuis le commencement de ce siècle, depuis surtout Benjamin Brodie, les maladies des articulations ont été le sujet de nombreux et importants travaux, tant en France qu'à l'étranger.

Appelé à l'insigne honneur de traiter devant vous l'importante question de la valeur des diverses méthodes de traitement applicables à la rupture des ankyloses, je m'attacherai spécialement à discuter le mérite des travaux d'Amédée Bonnet, dont l'Ecole de Lyon déplore la perte si douloureuse et prématurée, et j'espère pouvoir vous démontrer, par le raisonnement et les faits, l'incontestable utilité de la méthode opératoire de ce célèbre chirurgien lyonnais.

Il ne sera donc point question, ici, des moyens mécaniques, autrefois proposés par Fabrice de Hilden, Boyer, Delpech, Lallemand, et beaucoup d'autres, pour redresser par l'extension continue les membres vicieusement ankylosés.

Je ne discuterai pas non plus la valeur du procédé d'extension brusque proposé par M. Louvrier.

Ces diverses méthodes de traitement condamnées, à juste

titre, par les véritables praticiens, et dans nos ouvrages classiques, sont aujourd'hui tombées complètement en discrédit.

C'est en vain qu'on a cherché à les réhabiliter dans ces derniers temps, en les présentant sous une forme plus en rapport avec les progrès scientifiques modernes ; elles sont aussi impuissantes pour les véritables ankyloses que leurs devancières. Je le prouverai bientôt.

APERÇU EXPLICATIF SUR LA RUPTURE BRUSQUE DES ANKYLOSES. — Partant de cette idée émise par Dieffenbach, que pour redresser un genou vicieusement ankylosé, il fallait fléchir, pour l'étendre ensuite, la jambe sur la cuisse, et couper au besoin, suivant le conseil de notre honorable confrère M. Palasciano, de Naples, le triceps fémoral d'après la méthode sous-cutanée, Bonnet ne tarda pas à saisir tout ce qu'il pouvait y avoir d'utile dans ce procédé chirurgical.

Il comprit surtout que pour rompre des adhérences, il s'agit moins d'exagérer une fois la flexion que de procéder par une série alternative de mouvements de flexion et d'extension, doux d'abord et brusques ensuite, et allant jusqu'à la limite extrême de ceux qui s'accomplissent naturellement ; et dès lors il étendit bientôt la sphère d'application de ce procédé curatif.

Doué de cet esprit généralisateur qui le caractérisait au suprême degré, il appliqua ce procédé à toutes les ankyloses vicieusement consolidées, et le perfectionna encore davantage en mettant à profit les travaux de Seutin et de M. Berhend, de Berlin.

En dernier lieu, réunissant cette méthode opératoire avec la cautérisation sous le bandage amidonné, il créa principalement pour les maladies du genou, du pied, du coude, etc., et surtout de la hanche, une méthode opératoire qui faisait enfin sortir de la routine infructueuse dans laquelle on se trainait et qui donne souvent des résultats d'une incontestable valeur.

Mais Bonnet ne borna pas là ses recherches. Mettant à profit les idées de Lecat, de l'ancienne Académie de chirurgie, et surtout celles de son maître, Lugol, il fut conduit à s'occuper de restituer les mouvements aux articulations sur lesquelles il avait pratiqué la rupture de l'ankylose. Dans ce but, il fit construire une série d'appareils dont la description et l'emploi se trouvent décrits dans sa *Thérapeutique des maladies articulaires*.

Si Bonnet, comme vous le voyez, n'a pas créé de toutes pièces la méthode du redressement brusque des ankyloses par des mouvements de flexion et d'extension alternés; si la restitution des fonctions des articulations primitivement ankylosées avait, avant lui, préoccupé quelques médecins, c'est à lui du moins que revient le mérite d'avoir généralisé, perfectionné ce nouveau mode de traitement; c'est lui enfin qui, en en démontrant l'excellence, par des faits nombreux et éclatants, a eu le rare mérite de le faire prévaloir en partie dans la pratique.

Mais, de même que l'illustre Delpech, ce zélé propagateur de la réunion immédiate, poussé par l'enthousiasme, s'était cru fondé à avancer qu'avec la ligature des artères et ce mode de pansement des plaies, il ne devait plus mourir d'amputés; de même Bonnet, encouragé par quelques résultats heureux, croyait, lui aussi, qu'il ne devait presque pas y avoir de cas rebelles, surtout chez les enfants, à sa méthode de traitement des ankyloses.

Recherchant, autant que possible, les véritables indications de cette thérapeutique chirurgicale, il l'a sans doute appliquée quelquefois à des cas au-dessus des ressources de l'art; mais s'il est allé parfois trop loin, il a du moins toujours été guidé, à sa louange, par cet amour scientifique qui pousse sans cesse les hommes les mieux doués à la recherche des moyens les plus propres à diminuer de plus en plus nos trop nombreuses incurabilités.

D'ailleurs, si la mort n'était pas venue briser si vite sa carrière, Bonnet aurait corrigé les imperfections de son œuvre, et il nous aurait été fort utile en nous retraçant, d'après sa pratique si étendue, les véritables indications de cette méthode opératoire. Personne n'était mieux à même que lui de remplir cette lacune, n'aimait autant la science et ne sentait mieux lesdevoirs qu'impose aux médecins l'humanité souffrante.

DES CAUSES D'INSUCCÈS EN GÉNÉRAL DE LA RUPTURE DES ANKYLOSES. — Quelques-uns de ceux qui ont appliqué sa méthode sans être complètement initiés à de petits détails qui en assurent quelquefois le succès, ayant eu souvent des résultats négatifs ou incomplets, ont avancé qu'elle était loin de répondre aux espérances conçues. D'autres, critiquant le manuel opératoire, en ont rejeté les sections sous-cutanées ; il en est même quelques-uns qui, nous ramenant aux idées anciennes, ont prétendu que l'on pouvait guérir les ankyloses par l'extension lente et graduée, à l'aide de machines nouvelles en rapport avec les progrès scientifiques modernes. Il en est, enfin, qui ont avancé que la rupture brusque par la flexion et l'extension des membres, était inutile et même dangereuse.

Cette appréciation n'a rien qui doive nous étonner. L'esprit humain est ainsi fait, qu'aussitôt qu'une nouvelle méthode thérapeutique se produit, elle est vivement critiquée, ou bien chacun veut l'utiliser, sans en bien connaître les détails, pour guérir les cas même réputés incurables. De là, des insuccès qui refroidissent peu à peu le zèle ; à l'enthousiasme succède une froideur injuste ; et l'on finit parfois par abandonner des méthodes de traitement qui pourraient produire, dans certains cas donnés, des résultats les plus favorables.

## CHAPITRE Ier.

### DES INDICATIONS DE LA RUPTURE DES ANKYLOSES VICIEUSEMENT CONSOLIDÉES

1° *Des ankyloses complètes ou osseuses ; rejet de la rupture.* — Il ne sera que très-peu question ici de l'ankylose complète ou osseuse, c'est-à-dire de celle dans laquelle les extrémités articulaires sont soudées sans intermédiaire, comme les extrémités d'un os fracturé.

Barton (de Philadelphie) a bien imaginé de créer une articulation artificielle en sciant l'un des os ankylosés, réunissant les parties molles ensuite, et cherchant, par des mouvements graduels, à établir de tels rapports entre les deux parties de l'os coupé qu'elles puissent jouer librement l'une sur l'autre. Cette étrange opération est justifiée en apparence par quelques cas rares et exceptionnels dans lesquels on a vu des malades affectés de pseudarthroses marcher sans trop de difficulté. Des cas de ce genre ont été observés par Larrey, Sanson, Saltzmann, Sue. Mais ces faits, fussent-ils fréquents, au lieu d'être exceptionnels, ne prouveraient rien en faveur de l'opération de Barton. Ils ont été observés à la suite de fractures simples sans division de la peau, et l'opération que propose le chirurgien de Philadelphie consiste dans la production d'une fracture compliquée avec larges plaies des parties molles. Quand on sait combien ces fractures, surtout à la cuisse, exposent à des résorptions purulentes, et par suite à la mort, on ne peut consentir à les pratiquer pour des lésions qui ne sont qu'incommodes.

L'excision cunéiforme des os a été aussi introduite dans la pratique par M. Barton, principalement pour les ankyloses du genou. On taille et l'on dissèque un lambeau de chair pour découvrir l'os sur un point éloigné des vaisseaux; avec une scie on circonscrit un fragment cunéiforme de l'os, en ayant soin d'en laisser une partie non entamée que le chirurgien rompra en fléchissant ou en étendant brusquement l'articulation. Cette opération, qui vient d'être faite encore avec succès par M. Henry Smith pour une ankylose du genou résultant d'une blessure par arme à feu, doit être cependant condamnée et bannie de la pratique. Je ne l'ai vu employer qu'une seule fois, et la mort, qui en a été la conséquence, me porte à la faire rejeter du cadre de nos moyens chirurgicaux. Et notez bien que ce n'est pas par ce seul fait que l'on doit la condamner, c'est par un intérêt bien plus grand : à mon avis, on ne doit jamais pratiquer une opération pour combattre une difformité qui n'est qu'*incommode*, si cette opération peut entraîner la mort du malade.

*La rupture n'est applicable qu'aux ankyloses non osseuses et dites incomplètes.* — L'application de la rupture de l'ankylose n'est réellement utile et ne doit être employée que contre des ankyloses dites incomplètes, c'est-à-dire contre celles qui ne sont pas la conséquence de la soudure intime de deux os.

*Que doit-on entendre par ankylose incomplète ?* — Or, sous ce terme générique d'ankylose incomplète, on a groupé le résultat d'une foule de maladies, depuis la coxalgie chronique jusqu'aux simples rétractions musculaires, rhumatismales ou scrofuleuses, fixant solidement les os de manière à empêcher tout mouvement dans l'articulation sous-jacente.

Ces diverses lésions, produisant l'immobilité et les positions vicieuses des membres, expliquent pourquoi certains chirurgiens, croyant qu'on avait conseillé la rupture pour toutes ces immobilités des jointures, l'ont vivement attaquée en démontrant, par des faits, que l'on pouvait s'en passer, dans les cas notamment de fixation des os par rétraction musculaire ou par un léger épaississement et rétraction des tissus aponévrotiques.

En effet, la plupart des auteurs définissent l'ankylose incomplète une maladie articulaire, suite d'un état franchement inflammatoire ou le plus souvent de causes générales constitutionnelles, et dans laquelle deux os contigus sont si solidement fixés entre eux qu'il est impossible de leur faire exécuter des mouvements tant soit peu étendus.

Or, cette diminution ou impossibilité absolue des mouvements d'une articulation naturellement mobile peut dépendre de plusieurs causes, de plusieurs altérations pathologiques qu'il nous importe de bien préciser, afin d'apprécier ensuite la

valeur de la rupture des ankyloses pour chaque classe en particulier.

*A. — Pour les ankyloses, suites de contracture musculaire associée ou non avec une irritation légère de l'articulation, il faut rejeter la rupture.* — Cette fixation des os peut dépendre de la rétraction ou contracture musculaire seule ou associée à une irritation chronique de la jointure.

Les travaux de M. Jules Guérin ont mis ce fait en parfaite évidence. Ils ont prouvé que la contracture musculaire seule pouvait être portée à ce point qu'elle empêchait tout mouvement entre deux os mobiles.

Les cas de ce genre ne sont pas rares. J'en ai, pour mon compte, observé quelques-uns, et, grâce à l'éthérisation et quelquefois à des sections musculaires, je suis parvenu à restituer immédiatement la forme à des membres vicieusement fléchis.

Evidemment, pour des cas de cette nature, la rupture de l'ankylose, à l'aide de mouvements brusques et forcés d'extension et de flexion, ne doit pas être employée. Malgré la fixité extrême parfois des os et l'impossibilité, vu la douleur, d'étendre les membres fléchis, on peut néanmoins, à l'aide de machines à extension lente et dans lesquelles la force du caoutchouc est utilisée, redresser des membres et guérir des difformités qui semblaient devoir être tout à fait incurables.

Nous ne saurions trop, pour des cas analogues, conseiller l'emploi des appareils construits par M. Blanc.

Ils sont essentiellement constitués par les parties suivantes :

1º Un tuteur formé de tiges rigides en acier articulées au niveau de la jointure à redresser, et munies de courroies et autres moyens de préhension pour saisir exactement le membre.

2º Au-dessus et au-dessous de l'article sont deux axes mobiles d'acier attachés par des courroies avec les extrémités de l'appareil.

3º Le sommet de la courbe de ces leviers est muni de courroies et d'anneaux de caoutchouc destinés à les rapprocher l'un de l'autre. En distendant les anneaux de caoutchouc au moyen de courroies, on peut à volonté obtenir la flexion et l'extension dans toutes les articulations. Il faut excepter toutefois l'articulation de la hanche, car la préhension du bassin est illusoire.

Il arrive même quelquefois que la rétraction musculaire produit à elle seule, non la maladie de l'articulation, mais bien la fixation vicieuse des deux os et leur immobilité.

Les sections tendineuses ou musculaires trouvent ici leur utile application, si surtout l'on a affaire à des individus avancés en âge. Chez les enfants, le tissu musculaire est assez mou pour que ces rétractions puissent céder à des tractions ou à de légers mouvements de flexion ou d'extension longtemps continués.

Il est même des cas dans lesquels l'éthérisation permet, comme l'a parfaitement fait ressortir M. Verneuil, de vaincre la rétraction musculaire.

J'en ai vu, pour ma part, plusieurs exemples; et, parmi les observations récentes qui ont été publiées, je me plais à signaler particulièrement celles de MM. Demarquay, Nélaton et Verneuil.

Mais, même en dehors des moyens chirurgicaux dont je viens de vous parler, on peut, dans les cas de simples rétractions musculaires et d'inflammation légère des articulations ankylosées, rhumatismales ou scrofuleuses, avoir recours à l'usage des eaux thermo-minérales associées aux frictions et surtout au massage. Nos honorables confrères, MM. les docteurs Faure (de Néris), et Vidal (d'Aix en Savoie), pour ne parler que de quelques-uns, pourraient nous fournir des observations nombreuses de guérison, dans des cas semblables, par les eaux qu'ils administrent avec tant de succès.

B. — *Pour les épaississements fibreux de la capsule articulaire il faut pratiquer la rupture.* — Les os peuvent être fixés par des épaississements de la membrane fibreuse qui entoure l'articulation, épaississements qui sont de plusieurs natures, et méritent de fixer un moment notre attention.

La membrane fibreuse et les ligaments qui enveloppent les parties latérales des articulations peuvent être, à la suite d'une maladie constitutionnelle ou non, ramollis, épaissis et vascularisés, comme le démontre l'anatomie pathologique.

Cette lésion des ligaments présente, comme dans les ankyloses que nous allons mentionner bientôt :

1° L'absence de mouvements dans l'articulation due à la raideur des muscles ;

2° La flexion et l'adduction du membre, s'il s'agit d'une lésion de la hanche ; mais l'anesthésie permet de constater, dans des cas de cette nature, une mobilité très-grande ; et l'absence de tout craquement éclaire ici le diagnostic, et empêche de confondre cette maladie avec celle produite par les épaississements fibreux de la capsule.

La rupture brusque des ankyloses ne doit donc pas trouver, dans ces cas, ses véritables indications. Les appareils à extension continue dont j'ai parlé plus haut, ou de simples mouvements de flexion ou d'extension et d'abduction avec les appareils de mouvements imaginés par Bonnet, peuvent produire les résultats les plus avantageux. M. Desgranges, qui a appelé un des premiers l'attention sur ce point délicat, a cité des faits où l'éthérisation, combinée avec de simples mouvements, a donné lieu à des redressements rapides et durables,

On peut d'ailleurs trouver quelques exemples qui corroborent cette opinion dans les ouvrages de Bonnet.

Mais, le plus souvent, l'inflammation qui s'empare des ligaments ou de la capsule articulaire produit des épanchements de lymphe plastique se transformant bientôt en tissus fibreux, et qui concourent puissamment à fixer les membres dans de vicieuses positions.

Avec la formation de ces tissus fibreux, qui, par leur rétraction, fléchissent de plus en plus les membres, les extrémités articulaires ne se trouvant plus dans leurs rapports normaux, les cartilages s'absorbent en partie, la cavité synoviale disparaît ou subit elle-même la transformation fibreuse.

Ces lésions, que l'autopsie nous a souvent permis de reconnaître, et dont les cabinets d'anatomie pathologique offrent de nombreux exemples, sont autrement graves que les précédentes.

Le redressement n'est ici possible ni par les manœuvres simples, ni par la section sous-cutanée des muscles, ni même par les appareils de mouvement et par les machines modernes à extension lente et graduée.

C'est pour des cas de cette nature que la rupture brusque des ankyloses trouve sa véritable indication.

Les appareils peuvent bien distendre à la longue les muscles rétractés, mais ils sont impuissants contre ce tissu fibreux, si serré et si épais qu'il est même impossible de l'allonger tant soit peu lorsque, faisant des expériences sur les animaux vivants atteints de ces ankyloses, on veut en reconnaître le degré d'élasticité.

Les ankyloses ainsi produites sont assez nombreuses, et il faut bien se rappeler que pour pouvoir obtenir, dans ce cas, un résultat des plus heureux de la méthode opératoire de Bonnet, il est impérieusement nécessaire de continuer les mouvements forcés de flexion et d'extension brusques jusqu'à ce que l'on ait étendu complètement le membre, ou que l'on ait perçu un bruit sec, caractère distinctif de la rupture de ces tissus fibreux.

Les premiers mouvements de flexion et d'extension agissant sur les muscles rétractés, produisent des améliorations notables. Les membres fléchis sont ramenés alors à un degré d'extension assez satisfaisant. Beaucoup de chirurgiens bornent là leurs manœuvres, et espèrent que les machines ou les efforts de la nature finiront par produire la rectitude complète du membre. C'est une erreur qui ne saurait être trop combattue. Le tissu fibreux n'ayant pas été rompu, la difformité ne tarde pas à reparaître en partie ; et si le membre n'est pas solidement assujetti dans la nouvelle position qu'on lui a donnée, il ne tarde pas à reprendre le même degré de flexion qu'il avait avant l'opération.

Si je ne craignais d'abuser de vos moments, je vous citerais plusieurs exemples de malades atteints d'ankyloses, suite d'épaississements fibreux de la capsule qui ont été abandonnés comme incurables, après de longues manœuvres de flexion et d'extension brusques, et dont les ankyloses ont été rompues lorsque d'autres chirurgiens initiés complètement à la méthode de Bonnet ne se sont arrêtés dans leurs manœuvres qu'après avoir perçu ce bruit sec indiquant la rupture du tissu fibreux. J'en citerai bientôt un exemple bien probant.

C. — *Pour le cas d'inflammation chronique des jointures il faut conseiller la rupture.* — Les surfaces articulaires peuvent être aussi le siége d'inflammations qui produisent l'ankylose. Le plus ordinairement alors, sous l'influence de causes qui peuvent directement ou indirectement enflammer la synoviale, cette membrane laisse exsuder la lymphe plastique qui s'épaissit, s'organise en forme de brides ; la synovie absorbée n'est plus sécrétée ; les adhérences, toujours plus solides, sont dans des directions différentes ; elles peuvent occuper toute l'articulation, et opérer une soudure membraneuse complète, ou bien elles n'existent que sur quelques points isolés.

Les cartilages se ramollissent, s'ulcèrent, disparaissent en beaucoup de points, pour laisser à nu la surface osseuse proprement dite. Quelquefois il se forme dans les cavités ou sur la tête des os ankylosés des productions calcaires qui viennent augmenter la fixité des os.

Alors la rupture des ankyloses par des mouvements brusques de flexion et d'extension forcées est aussi impérieusement indiquée que dans les cas précédents, car il y a des brides fibreuses qui ne peuvent être distendues, et il faut en opérer la rupture.

Sans doute, si l'ankylose est récente, on peut, alors que les brides sont encore ramollies, les allonger à l'aide de légers mouvements, ou bien en employant des appareils à extension lente et graduée ; mais, pour peu que l'ankylose soit ancienne, ces moyens demeurent impuissants.

D. — *Utilité de la rupture dans certains cas d'abcès articulaires*. — Lorsque l'ankylose coïncide avec des abcès, des trajets fistuleux et une détérioration plus ou moins profonde de la santé, la rupture doit être généralement rejetée. Les douleurs et l'inflammation peuvent rendre inapplicables les moyens de redressement nécessaires après l'opération, et même compromettre la vie. Enfin les résultats définitifs, si tous les accidents sont dissipés, sont alors d'une extrême imperfection.

Cependant il est des cas où la présence d'abcès et de trajets fistuleux ne contre-indique pas toujours cette opération. Lorsque le malade est d'une assez bonne santé, et pour peu que l'on ne puisse soupçonner une carie profonde ou la présence de tubercules dans la tête des os, on peut, à l'aide de cette méthode de traitement, obtenir des résultats, le plus souvent incomplets, mais cependant assez satisfaisants.

Bonnet mourant légua à son successeur, M. Barrier, le soin d'opérer une jeune fille considérée jusqu'alors comme incurable à Saint-Pétersbourg, à Berlin et à Paris. Elle était atteinte d'ankylose de la hanche avec adduction et flexion de la cuisse sur le bassin. La présence d'un vaste abcès s'ouvrant au-devant de la cuisse par trois trajets fistuleux n'empêcha pas l'éminent chirurgien de Lyon de pratiquer avec moi la rupture, et le redressement put être obtenu avec toute la perfection désirable.

J'ai pratiqué, il y a quatre ans, la rupture de l'ankylose chez un enfant de douze ans, atteint d'une grave maladie de la hanche avec vaste abcès s'ouvrant, à la partie interne de la cuisse et à la partie supérieure et externe du bassin, par de nombreux trajets fistuleux. J'ai rompu les adhérences malgré l'avis contraire de plusieurs chirurgiens ; j'ai fait cesser la flexion et l'adduction de la cuisse sur le bassin, et, si je n'ai pu rendre au membre sa longueur complète, j'ai rendu du moins la marche possible à l'aide d'une simple bottine à talon ; et surtout, grâce aux travaux de Bonnet, j'ai pu conserver à sa famille un enfant qui avait été abandonné par les médecins qui l'avaient vu avant moi, non-seulement comme incurable, mais comme voué, pour ainsi dire, à une mort des plus prochaines.

Résumé. — Toutes les ankyloses dont je viens de vous entretenir ne présentent pas, à l'observation clinique, des caractères aussi tranchés que ceux que je viens de mentionner. Avec des rétractions musculaires simples, suite d'affections rhumatismales, scrofuleuses ou autres, existent des inflammations de la jointure, des indurations du tissu cellulaire ambiant. D'autres fois, avec des épaississements de la capsule, coïncident des inflammations de la synoviale et des têtes osseuses, etc. Mais, en général, une altération pathologique prime les autres, et c'est principalement contre elle qu'il faut employer les moyens dont la science et la pratique ont proclamé la supériorité, sans négliger le traitement général, si important alors.

*Utilité de l'éthérisation pour assurer le diagnostic.* — Il me resterait, pour terminer ce qui a trait à la rupture des ankyloses, d'établir le diagnostic de chaque cas en particulier ; mais les développements que nécessiterait un pareil travail seraient trop longs et sortiraient du cadre qui m'est imposé.

Je dirai, toutefois, que lorsqu'il y aura immobilité complète, l'éthérisation sera d'un puissant secours pour s'assurer si les os sont soudés entre eux ou s'ils ne sont solidement fixés que par la rétraction musculaire ou par des tissus fibreux.

On peut mieux apprécier pendant le sommeil anesthésique le degré de fixité des os et l'existence ou l'absence de craquements, indice de l'ulcération des cartilages. Puis, pour établir le diagnostic des diverses espèces d'ankyloses, il faut s'aider de la connaissance exacte des maladies qui les ont produites ; de l'ancienneté de l'affection ; examiner avec le plus grand soin la conformation de l'articulation, les rapports dans lesquels peuvent se trouver entre elles les surfaces articulaires et l'état des parties voisines.

*Des avantages de la rupture des ankyloses et des sections*

2

*sous-cutanées.* — La rupture des ankyloses de la hanche par la méthode Bonnet offre donc, dans certains cas, des avantages que l'on demânderait vainement aux autres procédés opératoires.

Grâce aux perfectionnements dont elle a été le sujet, on peut aujourd'hui, sans crainte d'être démenti, avancer qu'elle est exempte de tout danger. Ceux qui l'ont attaquée ont surtout blâmé comme dangereuses les sections sous-cutanées des muscles; et, en cela, ils ont été plutôt guidés par des idées théoriques que par l'expérience. La pratique, en effet, prouve, dans l'immense majorité des cas, l'innocuité des sections sous-cutanées; et, si l'on a pu citer quelques accidents à la suite de ces sections, ils ont été fort rares, et n'ont fait jusqu'ici que confirmer la règle de l'innocuité.

D'ailleurs, la ténotomie n'est pas, le plus souvent, nécessaire. Chez les enfants, on peut s'en passer; et si l'on a affaire à des adultes, l'innocuité des sections serait probablement aussi constante que dans d'autres circonstances, si, en suivant les conseils de M. Barrier, on pratiquait la ténotomie huit ou quinze jours avant d'accomplir les manœuvres destinées à rompre les adhérences fibreuses. On peut croire, en effet, que dans les quelques cas où l'on a constaté des accidents à la suite de la ténotomie, ils ont été produits par les épanchements sanguins et l'inflammation, suite des efforts immédiats nécessaires pour opérer le redressement.

Quoi qu'il en soit, la rupture des ankyloses réussit d'autant mieux, qu'on l'applique chez les enfants. Chez eux, point de section musculaire, plus de facilité pour la manœuvre opératoire; et si l'on pratique ces ruptures sur des sujets d'une assez bonne constitution, on obtiendra des résultats beaucoup plus complets et définitifs.

Si je ne craignais d'abuser de vos moments, je vous citerais plusieurs observations, et surtout celle si intéressante d'un jeune Espagnol de vingt-six ans que j'ai eu à traiter, l'année dernière, d'une ankylose fibreuse des deux hanches avec flexion forcée des cuisses sur le bassin et des jambes sur les cuisses. Ces deux ankyloses, suite de rhumatisme contracté à la Havane, empêchaient complètement la marche, rendaient la station verticale impossible, courbaient le corps du malade en deux parties, et mettaient ce jeune homme dans l'obligation de recourir à l'assistance de plusieurs personnes pour se lever et se coucher. Successivement traité et sans succès pendant six années, d'abord à la Havane où il habitait, puis à New-York, puis en Europe, à Barcelone et à Paris, j'ai pu, dis-je, dès son arrivée à Lyon, pratiquer simultanément la rupture de ces deux ankyloses, rétablir la rectitude des membres inférieurs, la station verticale, et permettre ainsi à ce jeune homme de se tenir debout très-droit sans soutien, de s'habiller et de se coucher tout seul, et de faire des promenades appuyé sur une canne, dont il peut même se passer au besoin.

## CHAPITRE II.

### DU RÉTABLISSEMENT DES MOUVEMENTS DES ARTICULATIONS SOUMISES A LA RUPTURE DES ANKYLOSES.

*Données théoriques qui ont conduit Bonnet à s'occuper du rétablissement des fonctions des articulations primitivement ankylosées.* — On sait que Lecat et, après lui, Lugol ont proposé de faire exécuter aux jointures malades des mouvements, afin de diminuer la résolution des engorgements. Lugol les recommandait surtout dans les cas de tumeurs blanches scrofuleuses.

Frappé des résultats avantageux que l'on obtient souvent des mouvements légers de flexion et d'extension lorsqu'on les exécute sur des jointures devenues raides, par suite de l'immobilité prolongée, dans les cas de fractures de cuisse, etc., Bonnet conçut l'idée, après avoir restitué la forme aux articulations malades ou ankylosées, de leur rendre leurs mouvements.

Il était d'autant plus poussé à entrer dans cette voie, que l'anatomie pathologique lui permit de constater souvent, dans les jointures longtemps immobilisées, des altérations pathologiques en diminutif semblables à celles que l'on observe dans les articulations atteintes d'ankyloses. En effet, l'honorable et savant professeur de Lyon, M. Teissier, qui a le mieux étudié, dans un travail *ex professo,* les lésions pathologiques suite de l'immobilité, a démontré, contrairement à M. Kunholtz et plusieurs autres, que pendant le cours du second, du troisième, et surtout du quatrième mois d'immobilité, il se formait des épanchements de sérosité claire ou sanguinolente, des sécrétions de fausses membranes d'un aspect scorbutique dans les cavités synoviales et les tissus environnants ; que ceux-ci étaient le siége d'injections d'apparence passive, et que les cartilages, gonflés, ramollis et d'une couleur jaunâtre, présentaient des ulcérations plus ou moins étendues.

Puisque dans ces cas, l'expérience prouve que les mouvements et la marche sont les seuls moyens capables de dissiper ces lésions pathologiques et les douleurs qu'elles occasionnent, il était assez naturel d'essayer d'appliquer cette thérapeutique aux maladies articulaires ayant nécessité la rupture des ankyloses.

Bonnet fit dès lors construire une série d'appareils destinés à remplacer les mains et à l'aide desquels on pouvait produire tous les mouvements adhérents à chaque articulation.

Ces appareils ont-ils répondu aux espérances conçues par Bonnet ? S'ils sont souvent utiles lorsqu'il s'agit de raideurs articulaires produites par l'immobilité à la suite de fractures ou d'entorses chroniques, peut-on en espérer des résultats favorables après la rupture des ankyloses ? Malheureusement la pratique a prouvé qu'en général ils étaient alors le plus souvent inutiles ou d'un bien faible secours.

*La pratique n'a pas sanctionné les idées de Bonnet.* — Autant il est facile de redresser les membres vicieusement fléchis, par la méthode de Bonnet, autant il est difficile de restituer aux articulations des mouvements perdus.

Sous ce rapport, Bonnet s'est fait souvent illusion; et si, dans quelques cas, témoin le fait si remarquable produit au Congrès par notre savant confrère, le docteur Palasciano, de Naples, on a pu obtenir des résultats favorables, ils ont été très-souvent bien faibles et même de courte durée. C'est que, Messieurs, si les appareils de mouvement réussissent incontestablement pour combattre l'immobilité, suite de fractures, et celle qui survient à la suite de luxations anciennes réduites en partie ou en totalité, les lésions péri et intra-articulaires dans les ankyloses sont trop graves pour permettre de pareils résultats de l'emploi de ces mêmes appareils de mouvement. C'est courir après une chimère que vouloir compter sur des mouvements dans les articulations soumises aux ruptures et présentant des épaississements fibreux de la capsule, des absorptions des cartilages et des transformations fibreuses de la synoviale.

On peut quelquefois croire qu'à la suite des ruptures des ankyloses de la hanche, les appareils de mouvement produisent quelques résultats. Je l'ai cru moi-même; mais un examen attentif m'a démontré qu'au lit, c'était l'impossibilité de solidement fixer le bassin qui faisait naître ces illusions, et que, pendant la marche, les quelques mouvements apparents se passaient, non dans la hanche, mais dans l'articulation sacro-iliaque.

*Cas dans lesquels les mouvements appliqués aux articulations primitivement ankylosées sont utiles.* — Au genou et au coude, on peut obtenir des appareils de mouvement quelques bien faibles résultats; mais encore faut-il que l'ankylose ne soit ni trop ancienne, ni trop grave.

Les appareils à articulations mobiles et dans lesquels les bandes de caoutchouc peuvent opérer, par leur rétraction, la flexion et l'extension alternées des membres, donnent-ils de meilleurs résultats ? A part les cas de contractures musculaires où ils peuvent être utiles, ils sont aussi impuissants que les appareils Bonnet.

Conclusion. — Malgré cette légère restriction, et réduite aux avantages que j'ai cherché à mettre en évidence, la méthode opératoire de Bonnet doit être considérée comme une véritable conquête de l'art chirurgical.

« Quoi qu'il en soit, dit M. Broca dans son éloge de Bonnet, un certain nombre de succès complets et un plus grand nombre d'améliorations ont été obtenus, par l'application de cette méthode, dans les hôpitaux de Paris ; et, si l'on est loin d'être d'accord sur la nature des cas où elle doit être appliquée, on sait, du moins, que la coxalgie chronique a cessé d'être incurable. C'est un grand progrès, et c'est à Bonnet qu'il est dû. »

www.ingramcontent.com/pod-product-compliance
Lightning Source LLC
LaVergne TN
LVHW021744030726
842523LV00003B/908